AF475709

PUBLICATIONS DU *PROGRÈS MÉDICAL*

NOTE

SUR

L'ATROPHIE MUSCULAIRE CONSÉCUTIVE

A QUELQUES TRAUMATISMES DE LA HANCHE

PAR

M. F. GUYON

PROFESSEUR A LA FACULTÉ DE MÉDECINE

ET

M. Ch. FÉRÉ

INTERNE DES HOPITAUX

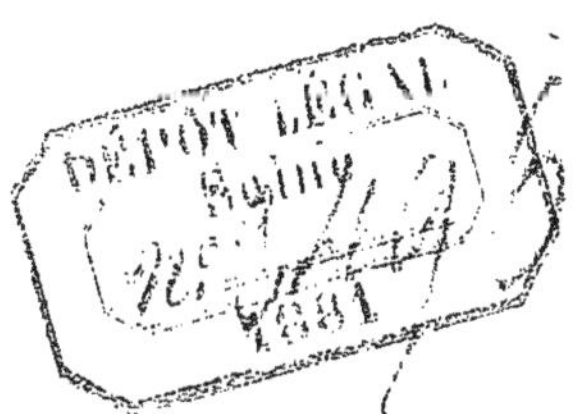

PARIS

AUX BUREAUX DU
PROGRÈS MÉDICAL
6, rue des Écoles, 6.

A. DELAHAYE & E. LECROSNIER
ÉDITEURS
Place de l'École de Médecine.

1881

NOTE

SUR

L'ATROPHIE MUSCULAIRE CONSÉCUTIVE

A QUELQUES TRAUMATISMES DE LA HANCHE

Lorsque le chirurgien est appelé auprès d'un malade, trois questions principales se posent à son esprit : A quelle affection a-t-il affaire ? Quel traitement convient-il d'instituer immédiatement ? Que deviendront la maladie et le malade ? Si la solution de la première question relative au diagnostic qui commande les indications thérapeutiques importe surtout au malade, la précision du pronostic, principalement au point de vue des complications, importe à la fois au malade et au chirurgien que l'on juge souvent sur ce seul point. Aussi, désirons-nous appeler l'attention sur quelques faits dans lesquels le pronostic peut errer singulièrement.

Observation I. — Il y a cinq ans, Madame de L..., alors âgée de 70 ans, fit une chute en descendant de voiture. Elle tomba sur le trochanter droit et ne put se relever. Elle fut vue le soir même par M. Guyon, appelé en consultation par M. Bucquoy. On constata alors une impotence complète du membre droit qui était demi-fléchi, le talon remontant au-dessus de la malléole du côté opposé. Après un examen complet, il fut reconnu que la tête fémorale était en place et qu'il n'existait aucune fracture du fémur ; le diagnostic fut contusion violente de la région trochantérienne et le pronostic fut par cela même favorable ; on affirma à la malade qu'elle pourrait se servir de son membre comme d'ordinaire dans quelques semaines. Tout parut d'abord se passer d'une façon conforme à ces espérances ; mais, lorsqu'au bout d'un mois environ on voulut faire lever la malade, on constata avec surprise que le membre était absolument inhabile non seulement à la marche, mais à la station, bien que la malade qui conservait de la douleur locale pût exercer dans le lit quelques mouvements d'adduction, d'abduction, d'élévation. On persista néanmoins, au bout de quelques jours de repos, à conseiller de reprendre la station. Après plusieurs essais toujours infructueux, l'attention fut de nouveau reportée sur la région malade, et on constata un amaigrissement considérable de la cuisse et de la fesse. M. Onimus (1) constata alors que l'atrophie portait sur les trois muscles fessiers, et à la cuisse, principalement sur le droit antérieur; il institua un traitement par l'électricité (séance tous les deux jours comprenant l'application de courants continus pendant cinq à six minutes, puis de courants induits avec secousses peu fréquentes pendant cinq minutes, et enfin nouvelle application de courants continus pendant cinq ou six minutes encore). La malade fut *plusieurs mois* avant de pouvoir se tenir debout et marcher en s'appuyant sur des béquilles ou sur une chaise. L'usage des béquilles détermina une paralysie radiale qui interrompit les exercices. Enfin, la malade eut recours à M. J. Guérin qui lui appliqua des pointes de feu qui paraissent avoir diminué la douleur locale mais n'ont pas modifié l'état de la motilité. M. Bucquoy a revu cette dame l'hiver dernier, elle boitait encore, et marchait le pied en dehors.

Nous voyons, dans ce cas, une lésion en apparence sans importance déterminer une impotence fonctionnelle presque aussi grave que s'il se fût agit d'une fracture extra-capsulaire du col fémoral. L'observation suivante se rapporte à un fait du même genre, qui paraît toutefois offrir une gravité moindre.

Observation II. — M. de S...., âgé de 50 ans environ, d'une bonne santé habituelle, grand marcheur, excellent cavalier, fut, le 5 août de l'année 1880, lancé violemment d'une voiture assez élevée par un cheval qu'il ne pouvait maîtriser. Il tomba sur le côté droit et la jambe parait avoir porté sur toute sa longueur sur le sol. Le malade put se relever seul; mais il lui sembla que sa jambe droite était raccourcie, il voulut s'appuyer sur son pied qui ne put supporter le poids du corps et fut obligé de s'asseoir à terre. Une seconde fois, il essaie de se relever et de marcher, mais en vain; il éprouve une vive douleur à la partie interne et supérieure

(1) C'est à cette malade qu'il fait allusion dans sa communication à la *Société de Médecine* (*Bull. Soc. de Méd.*, 1877, p. 94).

de la cuisse droite, ne peut encore s'appuyer sur le pied et retombe assis, croyant se trouver mal. On le porte en voiture pour le ramener à son domicile distant de 5 kilomètres du lieu de la chute; il se remet pendant le trajet et peut se mettre debout dans sa voiture et baisser son pantalon pour regarder à la partie interne de la cuisse où il souffre. Un chirurgien appelé peut faire faire au membre des mouvements d'adduction, d'abduction et de rotation sans augmenter par trop la douleur qui subsiste toujours à la partie supéro-interne de la cuisse et s'étend vers la partie interne du genou ; le diagnostic porté alors fut contusion de la hanche, pronostic bénin.

Le soir même, la douleur de la partie supéro-interne de la cuisse s'accrut considérablement, et elle fut assez intense pour que le malade n'eût aucun sommeil pendant 15 jours. Pendant un mois, les moindres mouvements tendant à détacher le talon du lit, ou à écarter la jambe malade de l'autre, restèrent extrêmement douloureux, tellement que pendant tout ce temps, le malade a dû garder le lit dans l'immobilité la plus complète. Le membre paraissait raccourci de 5 à 6 centimètres et le pied était fortement dévié en dehors. Pendant cette période, le traitement consista en cataplasmes arrosés d'eau blanche en permanence; le malade n'éprouvait de soulagement que lorsque l'on plaçait un oreiller sous le genou pour maintenir le genou demi-fléchi.

Au bout d'un mois, après une séance de massage, on le força à se tenir debout, ce qu'il ne fit qu'avec beaucoup de peine. A partir de ce jour et pendant le deuxième mois, le malade fit tous les jours, très péniblement, quelques pas en s'appuyant sur une chaise ; la pointe du pied pouvait alors seule porter à terre et très légèrement, il était absolument impossible d'appuyer sur le talon. — Il passe sa journée dans un fauteuil sans souffrir quand il est au repos sauf quelques crampes de temps en temps ; mais la jambe est comme engourdie.

A la fin de ce deuxième mois, le malade peut plus facilement se lever et se rasseoir et faire quelques mouvements ; mais il lui est toujours très pénible de s'appuyer sur son membre.

Peu à peu, l'amélioration s'accentue, le malade peut circuler dans son appartement appuyé sur une chaise, il arrive même à monter et à descendre un escalier ; le raccourcissement lui paraît diminuer de beaucoup ; mais son membre lui paraît toujours engourdi, surtout le matin, et sa jambe n'a pas de force. A la fin d'octobre, près de trois mois après son accident, il vient consulter à Paris.

Lorsque M. Guyon le vit, il ne présentait aucun signe de fracture ancienne ou récente, il n'existait pas de raccourcissement réel; le malade pouvait légèrement détacher le membre du lit; mais les mouvements de flexion étaient assez peu prononcés pour que le malade ne pût se coucher sans soulever son genou avec les deux mains. Il peut se tenir debout sans appui; mais ne peut faire le moindre pas en avant sans une béquille ou une chaise. Le pied est toujours porté en dehors; il n'y a plus de douleur locale.

Il existe une atrophie évidente des fessiers, du droit antérieur de la cuisse et des adducteurs.

Les mouvements provoqués d'abduction et de flexion sont encore limités et douloureux quand on les exagère. Diagnostic : contusion de l'articulation avec atrophie musculaire consécutive. Raideur articulaire peu prononcée.

Le malade est alors remis aux soins de M. le Dr Onimus qui pratique des séances d'électrisation comme pour la malade de l'observation précédente, et le massage fut en outre prescrit ainsi que les mouvements méthodiques de l'articulation.

Le 8 décembre, le malade est à sa 10e séance d'électricité et à la 6e de massage, il éprouve une amélioration notable. Les muscles de la cuisse et le grand fessier ont surtout repris; mais il existe encore une grande impotence du membre.

Dans ces deux faits de contusion latérale de la région de la hanche, le traumatisme paraît avoir déterminé une contusion de l'articulation elle-même, et cette contusion a été suivie de phénomènes d'arthrite surtout bien établis dans la deuxième observation. C'est sous la dépendance des lésions articulaires que s'est produite l'atrophie musculaire qui a pris une telle importance qu'elle a bientôt masqué les autres troubles. La relation qui existe entre l'arthrite coxo-fémorale et l'atrophie musculaire portant principalement sur les fessiers et sur le droit antérieur de la cuisse, nous pouvons la montrer par un fait d'un autre ordre, dans lequel il n'y a aucun traumatisme direct de la hanche, mais une véritable entorse de l'articulation.

Observation III. — La nommée M.., V.., âgée de 44 ans, ménagère, entre au n° 14 de la salle Sainte-Cécile (service de M. Guyon), à l'hôpital Necker, le 11 mai 1880, à 9 heures du soir.

Une demi-heure auparavant, elle avait glissé sur la dernière marche d'un escalier et avait été précipitée jusque dans la rue, où elle tomba sur le trottoir, les deux mains en avant. Au moment de la chute la malade avait entendu un fort craquemeut dans l'aine droite et avait senti simultanément une vive douleur dans la même région. Elle ne put se relever et se fit porter à l'hôpital.

Le 12, au matin, elle se plaint de son poignet droit dont l'articulation est douloureuse et légèrement tuméfiée. Elle souffre en outre d'une douleur localisée au milieu du pli de l'aine droite, que réveille et exagère la moindre pression. Il n'existe aucun signe de fracture du col ni de luxation de la hanche ; il n'y a ni déviation ni raccourcissement du membre, mais les mouvements spontanés sont impossibles, les mouvements provoqués sont possibles dans toutes les directions, mais sont douloureux.

M. Guyon fit remarquer aux élèves qui suivaient la visite que, bien qu'il s'agît là d'une lésion traumatique en apparence légère de l'articulation de la hanche, il était prudent de ne point porter un pronostic bénin ; il fit pressentir qu'il pouvait survenir à bref délai une atrophie de certains groupes musculaires et que cette malade était peut-être menacée d'une longue infirmité. Un avenir prochain devait donner raison à ce triste présage.

13 *Mai*. Le membre est placé sur un double plan incliné,

21 *Mai*. La douleur du pli de l'aine persiste toujours, avec la même impotence du membre; les mouvements provoqués paraissent même plus douloureux. La fesse droite est notablement aplatie et plus flasque que l'autre. Les muscles de la cuisse sont aussi manifestement atrophiés, surtout le droit antérieur et les adducteurs ; la jambe du même côté paraît aussi un peu moins volumineuse. La mensuration, faite à 25 centimètres au-dessous de l'épine iliaque antéro-supérieure, donne 36 centimètres à gauche et seulement 34,5 à droite ; la mensuration de la jambe, à 25 centimètres au-dessus de la malléole interne, donne 23,5 à gauche et 22,5 à droite. La contractilité musculaire est diminuée, mais non abolie. Pas de troubles de la sensibilité, ni au toucher, ni à la température, ni à la douleur. Electrisation faradique faite régulièrement tous les deux jours.

4 *Juin*. L'atrophie fait des progrès ; la fesse est plus plate. La mensuration de la cuisse faite au même niveau que précédemment, donne 32 centimètres seulement du côté malade ; mêmes dimensions que plus haut pour la cuisse du côté sain et pour les deux jambes. La contractilité électrique ne paraît pas avoir diminué de nouveau. Toujours pas de

troubles sensitifs. La malade ressent encore la même douleur dans le pli de l'aine et ne peut supporter sans souffrir la station sur le pied droit; cependant elle peut marcher avec des béquilles. Le traitement électrique est continué, et on y ajoute des douches froides locales tous les jours.

14 *Juillet*. La malade part pour la maison de convalescence du Vésinet très peu améliorée.

Elle en revient le 5 *août*, à peu près dans le même état; les mensurations faites toujours aux mêmes points donnent: pour la cuisse droite 32 centimètres, pour la gauche 37; pour la jambe droite 23,5, pour la gauche 24. Même aplatissement avec flaccidité de la fesse. La malade ne peut toujours marcher qu'avec des béquilles, et encore très péniblement.

A partir de cette époque, elle a continué à prendre des douches, mais l'électrisation n'a plus été faite qu'irrégulièrement.

15 *Décembre*. La douleur de la hanche n'a pas complètement disparu, mais on peut provoquer tous les mouvements, même les mouvements forcés, sans trop de souffrance. La malade peut marcher sans s'aider de béquilles et faire le tour de la salle; mais la marche s'effectue d'une façon particulière; elle n'avance qu'avec le membre sain, le pied du côté malade est dévié dans la rotation en dehors pour augmenter la base de sustentation; il ne peut être porté que jusqu'au même niveau que l'autre pied et quand la malade veut faire un pas, elle porte rapidement en avant le pied sain, parce que le membre malade ne peut pas supporter sans peine le poids du corps; quand la malade essaie de se porter sur le pied droit, elle menace bientôt de tomber en avant. Quand elle se couche, elle s'asseoit sur le bord de son lit, et elle lève bien son membre sans le secours de ses mains; quand elle est sur le dos elle détache assez facilement le talon du lit.

Le muscle droit antérieur semble moitié moins volumineux que celui du côté sain, il n'a pas recouvré sa contractilité électrique, on ne peut obtenir que des contractions faibles. Les adducteurs paraissent revenus à l'état normal. La fesse est toujours sensiblement aplatie et flasque. Cependant, le petit et le moyen fessier semblent avoir recouvré à peu près complètement leur contractilité; il n'en est pas de même du grand fessier qui répond très peu, même à une excitation énergique. En mesurant à 8 centimètres au-dessus du genou, on a 29 centimètres à droite et 31,5 sur la cuisse gauche; à 20 centimètres au-dessus du genou, on a 38 centimètres à droite et 40 à gauche. Les deux jambes ont exactement le même volume. Lorsqu'on fait un pli à la peau comprenant le pannicule sous-cutané, on ne trouve pas de différence d'un côté à l'autre.

Dans les deux dernières observations, nous notons d'une façon expresse des phénomènes douloureux du côté de l'articulation coxo-fémorale qui nous permettent de conclure qu'il y a eu, dans l'observation II, non pas surtout contusion des parties molles de la région trochantérienne, mais contusion des parties constituantes de l'articulation auxquelles le grand trochanter a transmis l'effet du choc; dans l'observation III, la manière dont s'est faite la chute et le craquement perçu par la malade, montrent clairement que les phénomènes d'arthrite n'ont pu avoir pour point de départ qu'une entorse. Il s'agit donc, dans ces deux faits, de lésions traumatiques de l'articulation coxo-fémorale suivies d'atrophies musculaires portant à la fois sur certains muscles de la cuisse et surtout sur les muscles fessiers. La distribution de ces atrophies musculaires présente la plus grande analogie avec celle qu'on observe à la suite de quelques affections des autres articulations, c'est-à-dire que ce sont les muscles qui font l'extension de l'articulation malade qui sont le plus atteints. L'altération des muscles à laquelle nous avons affaire ne diffère pas, au point de vue des conditions de sa production, de celle que M. Le Fort (2) a observée à la suite de certaines hydarthroses du genou, ou de diverses maladies des articulations et qui ont été bien étudiées par M. Darde (3) et surtout par M. Valtat (4) qui a suivi expérimentalement les progrès de l'atrophie. Cette atrophie paraît avoir la plus grande analogie avec celle qu'on rencontre dans le rhumatisme (Gubler, Beziel), la goutte, dans les arthropathies des ataxiques (5). Pour que ces atrophies se produisent, il n'est pas nécessaire que l'articulation soit atteinte de lésions graves, on les

(2) *Bull. Soc. Chir.*, 1872.

(3) Darde. — *Des atrophies consécutives à quelques affections articulaires.* Thèse de Paris, 1877.

(4) Valtat. — *De l'atrophie musculaire consécutive aux maladies des articulations.* Thèse de Paris, 1877.

(5) Vignes. — *De l'atrophie musculaire consécutive au rhumatisme, à la goutte, aux Arthropathies des ataxiques.* Thèse de Paris, 1880.

verra survenir dans d'autres régions à la suite d'entorses, à la suite de luxations, de contusions indirectes de l'articulation. M. Valtat (obs. IX) cite une atrophie rapide du deltoïde à la suite d'une contusion indirecte de l'articulation scapulo-humérale par chute sur le coude. On peut donc s'expliquer comment un choc sur le grand trochanter, ou une entorse de l'articulation coxo-fémorale, déterminent une atrophie de quelques-uns des muscles qui meuvent la cuisse sur le bassin, et particulièrement des extenseurs.

Quand à notre observation I, on n'y trouve noté aucun phénomène se rapportant à l'arthrite ; on ne les a pas cherchés, il est vrai, mais il est bien clair qu'ils eussent frappé l'attention s'ils avaient été un peu prononcés. Cette omission nous paraît de nature à prouver que l'atrophie consécutive est susceptible de masquer l'affection articulaire légère qui l'a déterminée. Car, dans ce cas, nous ne pensons pas qu'on puisse attribuer à une autre cause l'atrophie musculaire.

Dans des faits qui nous paraissent très analogues aux nôtres, M. Bouilly (1) attribue l'atrophie musculaire à la contusion du nerf sciatique ; mais, il y a plusieurs objections à faire à cette interprétation qui ne s'appuie pas sur des faits suffisamment précis. Nous ne pensons pas qu'en tombant les fesses sur un plan à peu près uni, et quelle que soit la direction du corps au moment de la chute, on puisse facilement se contondre le nerf sciatique qui est mis à l'abri par des saillies osseuses ; et, si un corps peu volumineux, comme un timon de voiture, peut à la rigueur atteindre le sciatique dans la fesse, ce n'est que dans une région très limitée qui mériterait bien d'être déterminée exactement. En outre, pour admettre une contusion du sciatique, il eût fallu constater, immédiatement après le choc, quelques-uns des phénomènes propres à la contusion des nerfs, douleurs périphériques, etc., c'est ce que nous ne retrouvons point. Enfin, il paraît étrange que la contusion du sciatique détermine presque exclusivement l'atrophie de muscles qu'il

---

(1) Bouilly. — *De la contusion du nerf sciatique et de ses conséquence : in Arch gén. de Méd.*, Décembre 1880, p. 655.

n'innerve point, et que les muscles atrophiés soient précisément les mêmes que dans le cas de chute sur le ventre avec entorse de la hanche. Nous regrettons de retrouver, dans les faits de M. Bouilly, l'omission que nous avons déplorée dans notre première observation ; on n'y trouve point les résultats de l'exploration de l'articulation de la hanche.

Nous pensons donc que les atrophies musculaires portant sur les fessiers et sur quelques muscles de la cuisse, que l'on observe à la suite de contusions simples de la région de la hanche, sont en général sous la dépendance de lésions articulaires et qu'elles sont du même ordre que celles qu'on a l'habitude de désigner sous le nom d'atrophies réflexes d'origine articulaire.

Nous ne voulons point dire que, dans un traumatisme de la fesse, le nerf sciatique ne puisse jamais être contus ou comprimé plus ou moins directement ; mais, dans ce cas, on observe primitivement du côté du nerf des phénomènes caractéristiques localisés à la distribution du nerf, qui démontrent sa lésion et qui pourraient faire rapporter à sa véritable cause l'atrophie musculaire, si elle venait à se produire plus tard, ce qui, d'ailleurs, n'est pas nécessaire, comme on va le voir.

L'observation suivante, recueillie par M. Geffrier, interne des hôpitaux, montre bien la possibilité d'une lésion du sciatique par une contusion de la région fessière.

Observation IV. — Le nommé Duchiron Antoine, âgé de 64 ans, profession de terrassier, est entré le 27 janvier 1881, salle Saint-André, lit n° 18, service de M. Guyon, à l'hôpital Necker. Aucun antécédent de rhumatisme. Pas de névralgie sciatique antérieure.

Le jour de son entrée, le malade a été renversé par une voiture, qui aurait passé sur son corps, le choc ayant été en partie amorti par une brouette. Il se plaint de son bras, où l'on trouve une légère ecchymose au niveau du coude, sans autre lésion ; et, à la cuisse, où le traumatisme semble avoir été plus violent, il existe une douleur assez intense à la région fessière et au-dessous de cette région. La pression exaspère la douleur, surtout le long du bord inférieur du muscle grand fessier, où l'on constate une tumeur molle, due probablement à un épanchement sanguin.

Tous les mouvements de l'articulation de la hanche sont libres, non douloureux.

Pas de douleur à la partie inférieure de la cuisse ni à la jambe.

28 *Janvier*. Le lendemain, on constate encore l'épanchement sanguin remarqué la veille au niveau de l'émergence du nerf sciatique, au-dessous du grand fessier. Ce point est tout particulièrement douloureux à la pression. Si on vient à presser plus bas, en suivant le direction du sciatique, on note que le nerf est douloureux sur tout son trajet. Violente douleur à la pression au niveau du point péronier supérieur ; plus bas, il n'y a guère de douleur à la pression, si ce n'est en arrière de la malléole, où la sensibilité à la pression est plus grande que du côté opposé.

Le malade dit que, surtout la nuit, il sent de violentes douleurs qui partent de la région fessière et descendent jusqu'au niveau du pied. Le malade n'a jamais eu de douleurs analogues. Il semble bien exister une névralgie sciatique due à une contusion du nerf sciatique droit.

4 *Février*. L'épanchement sanguin a disparu. La névralgie sciatique persiste.

10 *Février*. Pas de changement quant à la sciatique.

Faradisation des muscles du membre inférieur ; ceux du côté droit répondent à peu près aussi bien, mais peut-être un peu plus lentement que ceux du côté opposé.

15 *Février*. Il n'y a presque plus de douleurs spontanées. La pression est encore douloureuse au-dessous du grand fessier, au creux poplité, et au col du péroné.

20 *Février*. Toute douleur a complètement disparu. Le malade remue facilement son membre, les muscles se contractent bien, ils répondent bien à la faradisation. Pas de diminution de volume, appréciable à la vue, des masses musculaires de la cuisse ou de la fesse. Le malade part pour Vincennes.

Il peut même arriver qu'un traumatisme, portant plus haut sur la région lombaire, provoque, par l'intermédiaire d'un épanchement sanguin, une compression des origines du nerf crural et du nerf sciatique en même temps ; mais, alors encore, on observe sur le trajet des nerfs atteints des phénomènes douloureux, attribuables à la névrite, qui peuvent montrer l'origine du mal.

Observation V. — Le nommé Doussais Louis, âgé de 30 ans, profession garçon boucher, est entré le 7 févier 1881, salle Saint-André, lit 14 bis, service de M. Guyon, hôpital Necker.

Pas d'antécédents morbides, le malade a déjà été à l'hôpital pour l'écrasement d'un doigt. Quelques semaines avant son entrée à l'hôpital, le malade a reçu dans le flanc droit un coup de tête puis un coup de pied, d'un bœuf qu'il menait à l'abattoir.

Depuis ce jour, il se plaint de souffrir beaucoup, non seulement dans la région contusionnée, mais aussi dans toute la jambe du même côté.

En dehors de cette douleur, aucun autre trouble ne s'est manifesté, ni du côté de l'articulation de la hanche, ni du côté du rein (pas d'hématuries ni d'augmentation de volume, pas de douleur à la pression). Rien du côté des viscères abdominaux, ni du péritoine. La douleur est plutôt superficielle, à forme névralgique, exaspérée par la pression en certains points, sur la droite de la colonne lombaire et à la cuisse du même côté.

A la cuisse, la zone douloureuse suit à peu près le trajet du nerf sciatique, et on trouve les points névralgiques fessiers et péronier supérieur. Le tronc du nerf crural semble aussi être douloureux à la pression au-dessous de l'arcade crurale. Il existe de la douleur spontanée dans toute la région inguino-crurale.

En recherchant quel est l'état de la sensibilité cutanée, on trouve des zones d'anesthésie complète, occupant le côté dont le malade souffre. Une de ces zônes occupe la fesse et remonte jusqu'à la crète iliaque, elle présente une forme allongée de haut en bas, et se termine dans le voisinage du grand trochanter. Une seconde zône de forme semblable occupe la face postéro-interne de la cuisse, à sa partie moyenne. Une piqûre d'épingle, même profonde, n'est pas sentie en ces points.

On applique une série de pointes de fer sur le trajet du nerf sciatique, il n'en résulte aucune amélioration appréciable, et, le 13 février, le malade demande sa sortie ; son état est resté sensiblement le même que le jour de son entrée (1).

La possibilité de lésions traumatiques directes ou indirectes du nerf sciatique, doit faire admettre la possibilité d'atrophies musculaires consécutives à la névrite

(1) Observation recueillie par M. Geffrier, interne des hôpitaux.

sciatique, et d'accidents de névrite ascendante indirectement en relation avec le traumatisme. La succession et la distribution des phénomènes douloureux mettrait facilement, dans ce cas, sur la voie du diagnostic de la cause, et peut faire prévoir dans une certaine mesure la possibilité de troubles trophiques dans la sphère du nerf atteint. Quant aux plaques d'anesthésie signalées dans l'observation V, où il s'agit vraisemblablement d'une névrite, nous ferons remarquer qu'on peut les rencontrer aussi, dans certains cas, coïncidant avec l'atrophie musculaire, dite réflexe, d'origine articulaire.

Les faits sur lesquels nous voulons attirer l'attention sont beaucoup plus insidieux. Une contusion de la hanche, qui n'est suivie que de phénomènes douloureux locaux, sans aucun trouble du côté des nerfs, évolue pendant un septénaire ou un peu plus comme une contusion simple des parties molles ; on ne peut guère faire qu'un pronostic bénin. Puis, quand on croit que le malade a subi un repos suffisant pour que la contusion soit guérie et que la marche soit possible, on s'aperçoit que non seulement le malade ne peut marcher, mais qu'il est même inapte à la station. On regarde le membre, on s'aperçoit qu'il est diminué de volume, que certains groupes musculaires, principalement les extenseurs de l'articulation, les fessiers, sont le siège d'une atrophie notable ; le malade continue à se plaindre d'une douleur à la partie supérieure de la cuisse, et on finit par où on aurait dû commencer, par l'exploration de l'articulation de la hanche, dans laquelle on trouve des signes d'arthrite. Il faut donc, lorsqu'on a affaire à une contusion de la région de la fesse ou de la hanche, quelque bénigne qu'elle paraisse, en l'absence de tout phénomène morbide du côté des nerfs, ne pas trop se hâter de porter un pronostic bénin, et explorer quotidiennement l'articulation pour s'assurer qu'il ne se développe aucun signe d'arthrite, et n'affirmer la légèreté de la lésion que lorsque le temps écoulé depuis l'accident rend certaine l'absence de toute lésion inflammatoire du côté de l'articulation. Lorsque l'arthrite se sera manifestée, si légère qu'elle soit, il faudra surveiller l'état des muscles, car la gravité des altérations des muscles n'est pas en rapport avec celle des lésions de l'articulation, et il est important de constater l'atrophie musculaire dès son début, pour commencer au plus tôt le traitement électrique.

PARIS. — IMP. V. GOUPY ET JOURDAN, RUE DE RENNES 71.

www.ingramcontent.com/pod-product-compliance
Ingram Content Group UK Ltd.
Pitfield, Milton Keynes, MK11 3LW, UK
UKHW020500220726
13923UKWH00006B/2660

9 782019 255275